AF319188

LETTRE

SUR

LE CHOLÉRA DU HEDJAZ

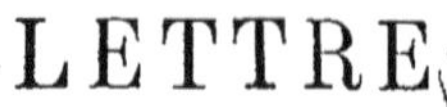
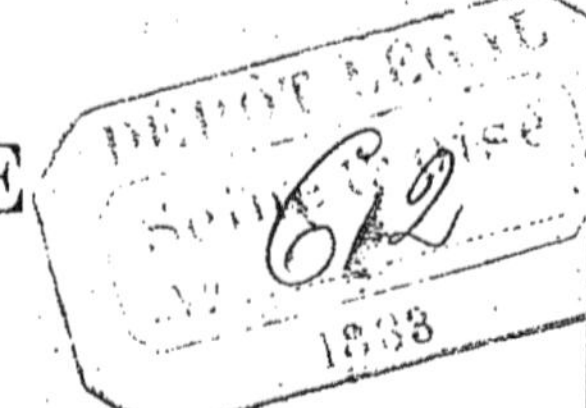

PAR

Le Dr SURET

ANCIEN MÉDECIN SANITAIRE

A M. le Dr J. Lucas CHAMPIONNIÈRE

Rédacteur en chef du *Journal de médecine et de chirurgie pratiques.*

PARIS

G. MASSON, ÉDITEUR

LIBRAIRE DE L'ACADÉMIE DE MÉDECINE

120, Boulevard Saint-Germain, en face de l'École de Médecine.

1883

LETTRE

SUR

LE CHOLÉRA DU HEDJAZ

7790-83. — CORBEIL. Typ. et Stér. CRÉTÉ.

LETTRE

SUR

LE CHOLÉRA DU HEDJAZ

PAR

LE Dr SURET

ANCIEN MÉDECIN SANITAIRE

A M. le Dr J. Lucas CHAMPIONNIÈRE

Rédacteur en chef du *Journal de médecine et de chirurgie pratiques.*

PARIS

G. MASSON, ÉDITEUR

LIBRAIRE DE L'ACADÉMIE DE MÉDECINE

120, Boulevard Saint-Germain, en face de l'École de Médecine.

1883

BIBLIOTHÈQUE NATIONALE R.F. IMPRIMÉS

LETTRE

SUR

LE CHOLÉRA DU HEDJAZ

Alger, 24 janvier 1883.

MONSIEUR ET TRÈS HONORÉ CONFRÈRE

La lecture de l'article 12205 de votre excellente publication me fait sortir pour ainsi dire malgré moi du silence que je m'étais promis de garder au sujet du choléra du Hedjaz, bien que j'aie été sollicité d'en parler. Il y a des questions qui ne se doivent pas traiter, selon moi : celles dans lesquelles on est seul de son avis; et cela, parce qu'il faut être, ou bien peu clairvoyant, ou bien outrecuidant pour les aborder. Et pourtant ce sujet me paraît tellement important, que j'aime mieux risquer de rencontrer quelques contradicteurs de plus, que de ne pas donner mon opinion, qui, après tout, vaut bien qu'on la discute.

Naturellement je m'abstiendrai de parler de qui que ce soit, et vous voudrez bien me permettre de ne pas m'occuper des quarantaines. Je me bornerai donc à rechercher si, oui ou non, le choléra indien ou épidémique s'est montré au Hedjaz en 1881.

A cette question si claire, et en me limitant strictement aux quatre années que j'ai passées en Arabie, je répondrai nettement, sauf à le prouver tout à l'heure : *non*, le choléra épidémique ne s'est pas montré au Hedjaz depuis la fin de 1878 jusqu'en juin 1882.

Comment alors expliquer cette effroyable mortalité du pèlerinage de 1881? Quelle maladie étaitce donc qui frappait tant de milliers d'individus?

C'est le lecteur qui, je l'espère, se fera lui-même la réponse dans un instant.

La Mecque, lieu principal du pèlerinage, est située à 72 kilomètres Est de Djeddah. Ce trajet se fait en trois nuits avec un chameau, et en une seule avec un bon cheval ou un bon âne. En tout temps les communications entre ces deux villes sont très fréquentes. C'est par Djeddah qu'arrivent à la Mecque et dans le Hedjaz les objets divers de consommation : froment, riz, étoffes, etc., car cette province ne produit exactement rien. Mais en temps de pèlerinage, pendant cinq ou six semaines, c'est jusqu'à 1200 chameaux qui partent chaque soir de Djeddah pour la Mecque, tandis qu'un nombre semblable de ces animaux fait le même trajet en sens inverse. Et jamais il ne viendra à l'idée d'un chamelier de s'écarter du sentier tracé par l'usage : d'abord à cause des puits indispensables qui marquent chaque étape ; ensuite parce qu'une pareille imprudence risquerait fort de coûter la vie à tous ceux qui feraient partie de cette caravane, tant les Arabes du pays sont vigilants et hardis dans leurs

coups de main. Il résulte de ce fait qu'entre
Djeddah et la Mecque il existe un courant conti-
nuel d'allants et de venants, ayant entre eux des
contacts incessants, et souillant nécessairement la
route de leurs *excreta*.

Si en ce moment le choléra régnait à Saint-Pé-
tersbourg, et qu'un voyageur en partît par l'express,
avec la simple diarrhée prodromique, pour se rendre à Paris, je suis fondé à croire que le choléra,
peu de jours après son arrivée, éclaterait dans sa
maison, dans sa rue et dans son quartier.

Or ici, malgré ce cordon ininterrompu d'hommes, d'animaux et de ballots de toute sorte, dont
un grand nombre — ceux de peaux, par exemple
— sont susceptibles au premier chef, pas un seul
cas de choléra épidémique ne s'est déclaré à Djeddah, toujours en 1881, la seule année en litige.
Plusieurs centaines d'hommes sont morts, il est
vrai, dans cette ville, tant à l'ambulance qu'on avait
créée pour la circonstance que dans les divers ca-
ravansérails; mais, je le répète, pas un seul n'a
succombé au choléra épidémique. Et c'est facile à

prouver, puisque malgré l'encombrement inouï de certaines maisons, où l'on couchait jusque sur les marches des escaliers; malgré l'horrible odeur qui s'exhalait de partout, pas un seul individu n'a été atteint à Djeddah d'une maladie même suspecte, *sauf ceux qui revenaient du pèlerinage.* Or Djeddah est fort loin d'être une ville salubre; de plus elle est peu étendue, eu égard à sa population (30,000 âmes); et dans ces circonstances, le chiffre de la population flottante atteint souvent, s'il ne le dépasse, celui des habitants stables. Qu'on joigne à cela l'état généralement infect des latrines, et le mépris qu'en font d'ailleurs journellement dix ou quinze mille hommes, malades ou bien portants, on pourra voir que les conditions étaient favorables au développement de la maladie. Enfin, s'il se fût agi du choléra indien, ce n'est pas un ou deux cas isolés qui se fussent produits, et qui auraient pu échapper à ma vigilance : ce sont des centaines, des milliers de cas.

J'ai encore à noter un fait important. En temps d'épidémie, on observe toujours que les maladies dites « ordinaires » diminuent considérablement, et que celles de l'appareil le plus compromis dans la maladie régnante disparaissent absolument. En 1881, à Djeddah, j'ai vu exactement le contraire. Tous les malades que j'ai observés — et il s'agit ici d'un nombre considérable : car non seulement je voyais tous ceux qu'on soignait à l'ambulance et à l'hôpital militaire, mais encore tous ceux qu'on me signalait dans les maisons particulières, ou même sur la voie publique — tous les malades que j'ai observés étaient atteints, à très peu d'exceptions près, de dysentérie ou d'entérite, aiguës ou chroniques; et chez presque tous la terminaison a été funeste.

En pareille matière, il faut être complet. La moindre omission risquerait d'être mal interprétée. Aussi je m'empresse d'ajouter que j'ai été appelé, à quinze ou vingt jours d'intervalle, chez deux Grecs, dont je vais succinctement rapporter les observations.

Le premier a été atteint, avant les fêtes du pèlerinage, d'un choléra sporadique bien caractérisé.

Pris à trois heures du matin, après une nuit d'excès, il était entièrement guéri le soir à neuf heures. Le second a été atteint alors que les pèlerins commençaient à rentrer. Étant ivre et presque nu, il avait dormi sur sa terrasse jusqu'à trois heures de la nuit. A ce moment il se réveilla avec tous les symptômes d'une violente indigestion cholériforme. Je le vis trois fois dans la journée. La dernière fois, à neuf heures du soir, il était réchauffé, calme, et il n'avait plus eu ni selles ni vomissements depuis plusieurs heures; en un mot, pour tous les assistants et pour moi-même, il était guéri. A trois heures du matin, il était mort, sans que rien ait pu m'expliquer cette brusque terminaison.

Il y a donc eu à Djeddah, en 1881, à ma connaissance, un décès qu'on peut imputer au choléra.

De cet exposé, je crois pouvoir conclure, sans crainte d'être contredit : 1° qu'il s'agissait chez ce Grec d'un cas de choléra sporadique ; 2° que le choléra n'a pas sévi à Djeddah en 1881. Une troisième conclusion me paraît logique : c'est qu'il n'y avait pas de choléra à la Mecque.

La maladie qui a causé dans ces deux villes, et surtout dans cette dernière, une si effroyable mortalité ; qui s'est étendue ensuite à Médine et partout où les pèlerins ont porté leurs pas ; qui ne s'est éteinte que longtemps après, à la quarantaine de Tor ; qui n'a jamais attaqué dans les villes où elle a passé un seul Arabe n'ayant pas pris part au pèlerinage : cette maladie est pour moi, non le résultat d'une importation ou d'une contagion, mais celui des causes innombrables de dépression et d'intoxication qui s'abattent sur les pèlerins ; choléra de misère, si l'on tient à ce mot, se traduisant tantôt par l'entérite, tantôt par la dysentérie, accompagnées ou non de vomissements, de refroidissement, d'épuisement, de sidération.

Il faut en effet se souvenir que pendant dix jours le costume des pèlerins consiste exclusivement en deux serviettes, l'une posée sur le dos, l'autre serrée autour des reins, quelle que soit d'ailleurs la saison de l'année dans laquelle se rencontrent les fêtes du sacrifice ; que les Arabes, pendant ce temps, ont les pieds et les jambes nus, la tête nue et ra-

sée ; que le soleil est toujours cruel sous cette lati-
tude ; que pendant la nuit l'irradiation, pour peu
qu'il y ait d'humidité dans l'atmosphère, produit
un froid glacial, et qu'il faut avoir une santé bien
robuste pour ne pas contracter la diarrhée dès la
première nuit : car pendant la durée des fêtes, on
dort en plein air, à moins qu'on n'ait assez de fortune pour acheter et faire transporter une tente ;
que chaque pèlerin est tenu d'immoler au moins
un mouton le jour du sacrifice ; que ceux qui ont de
l'aisance en immolent un chiffre proportionnel à
leur richesse ; que des bœufs et même des chameaux
sont égorgés en grand nombre ; qu'en 1881 le nombre des pèlerins a été estimé au chiffre de cent
mille hommes (il est beaucoup moins élevé d'or-
dinaire) ; que l'horrible odeur de tout ce sang ré-
pandu, de ces monceaux d'intestins en putréfaction,
de ces deux ou trois cent mille cadavres remplit
l'air des émanations les plus délétères ; que les
prescriptions hygiéniques émanées de la conférence de Constantinople (1865) ne sont pas exécu-
tées ; que les pèlerins pauvres — et ils sont en

nombre considérable — taillent dans ces débris d'animaux des bandes de chair, et les font sécher au soleil, pour s'en servir d'aliments le plus long-temps possible ; que les exigences des logeurs, aussi bien à Djeddah qu'à la Mecque, sont exorbitantes : d'où il résulte que ces malheureux, avant et après les fêtes, couchent pour la plupart à la belle étoile, les plus favorisés dormant sur les bancs ou sur les nattes qui sont devant les cafés.

Je ne dis rien de l'immense difficulté de se nourrir, alors qu'il y a plus de cent mille individus réunis dans une seule plaine, et que les marchands, là plus que partout ailleurs, exploitent le public affamé.

Que de causes de déchéance, de misère physiologique ! Et le lecteur refusera-t-il de conclure avec moi que la maladie qui a décimé les pèlerins du Hedjaz, en 1881, n'est autre chose que l'aboutissant de toutes ces causes, que j'ai plutôt atténuées qu'exagérées ?

Quelle est d'ailleurs la catégorie des pèlerins qui a fourni à l'épidémie le chiffre le plus considérable de beaucoup, la presque totalité des décès? Ce sont les pauvres, ceux qui n'avaient ni abri ni nourriture suffisante. Après eux viennent immédiatement les vieillards, pauvres ou riches. J'en ai eu des exemples à Djeddah. Parmi les pèlerins partis de cette ville, et j'en ai connu un assez grand nombre, un seul a été frappé : le caïmacam, qui était d'un âge avancé (environ soixante-dix ans). Je lui ai donné mes soins à son retour de la Mecque, et il s'est éteint au bout de trois jours, après avoir eu à peine un peu de diarrhée et deux ou trois vomissements entièrement verts. Je pourrais rapporter ici l'opinion, absolument conforme à la mienne, de personnages sérieux et d'une grande intelligence, que leur religion et une sorte de respect humain obligeaient à se rendre à la Mecque. Mais, dans l'espèce, un témoignage extra-médical pourrait être, avec quelque raison, considéré comme nul.

En résumé, il n'a régné dans le Hedjaz, en 1881, ni choléra, ni typhus, ni maladie quelconque à localisation spéciale; mais des conditions plus particulièrement déplorables que d'habitude ont favorisé le développement de maladies diverses, de nature infectieuse, spécialement du tube digestif, dont la localisation dépendait de l'idiosyncrasie individuelle ; et ces maladies n'ayant rien de nécessairement commun les unes avec les autres, si ce n'est leur extrême gravité, n'ont pu avoir et effectivement n'ont pas eu de propriétés contagieuses.

Qu'il se soit déclaré un certain nombre de cas de choléra sporadique dans ces conditions, et que cela ait prêté à l'erreur, cela n'a rien de surprenant et ne doit rien changer à mes conclusions.

Est-ce à dire qu'il ne faille pas s'occuper médicalement et administrativement des pèlerinages et de la mortalité plus ou moins considérable qui les accompagne tous les ans ? Personne, je l'espère, ne nous prêtera cette odieuse pensée. Quand l'humanité ne nous en ferait pas un devoir, la plus simple prudence nous le prescrirait. En effet, que penser du ravage que ferait le choléra, s'il venait à être importé dans un semblable milieu ? Nous n'avons du reste qu'à nous reporter à l'année 1864 pour en calculer les terribles effets. Mais ceci touche à une question que je m'interdis absolument.

La seule chose dont je veuille dire encore quelques mots, c'est l'absolue nécessité de l'exécution complète des mesures si sages prescrites par la conférence de Constantinople, relativement à l'enfouissement, après désinfection, des cadavres des animaux sacrifiés, des matières fécales, etc., etc. Tout est réglé minutieusement; mais rien ne se fait, du moins rien ne se faisait consciencieusement pendant les quatre années que j'ai passées à Djeddah; et pour moi la mortalité effrayante de 1881 retombe tout entière sur ceux qui ont manqué à leurs devoirs relativement à ces prescriptions. C'est grave.

J'ai longtemps travaillé, pendant mon séjour au Hedjaz, pour qu'il me fût adjoint un médecin musulman sérieux, que je pusse envoyer à la Mecque en tout temps pour y observer les variations de l'état sanitaire, et au besoin définir nettement les maladies régnantes dès leur origine. Je finis par réussir, et l'honorable confrère qu'on envoya à Djeddah commençait à nous rendre d'immenses services, lorsque moins d'un an après sa nomination, une volonté supérieure, que je n'ai pas mission d'apprécier, supprima le fonctionnaire et la fonction. Inutile de dire que les Anglais se sont emparés de l'idée, et qu'ils ont depuis peu au Hedjaz un médecin indien qui remplit exactement à leur égard le programme complexe que j'avais conçu dans l'intérêt de la France. Eh bien ! je crois qu'un fonctionnaire de ce genre peut seul préserver l'Europe de beaucoup de maux, et en particulier de ces paniques périodiques : d'abord en exigeant la stricte exécution des mesures sanitaires imposées à la Turquie par la conférence de 1865, et dont la négligence tient à des causes que je connais parfaitement, que j'ai signalées en temps opportun à qui de droit, mais que je ne dirai point ici ; ensuite, en étudiant sur place les moindres oscillations qui peuvent survenir dans la santé publique, dans un pays si sujet à en éprouver de fort graves, et dont l'accès est interdit aux *giaours*.

Dr SURET,

Ancien médecin sanitaire et consul honoraire de France.

P. S. — Cette lettre était terminée, lorsque j'eus la fortune de lire le rapport politico-médical adressé par M. le Dʳ Morsly, ce fonctionnaire dont je regrettais plus haut qu'on eût supprimé la fonction, à M. le gouverneur général de l'Algérie.

Mon honorable contradicteur veut bien m'autoriser généreusement à extraire de son mémoire, aussi intéressant que savamment rédigé, le passage qui a trait aux sacrifices de la vallée de Mouna. Plus heureux que moi, M. le Dʳ Morsly a pu, grâce à sa religion, assister à toutes les fêtes du pèlerinage ; et je ne crains pas de dire que s'il se décidait à publier ce qu'il a vu, et qu'il raconte d'ailleurs avec tant d'attrait, son livre serait lu avidement par tous les ethnographes, les moralistes, et même par les simples curieux. Voici le passage en question :

« Le 23 octobre 1882, à huit heures du matin, et même avant le lever du soleil, de nombreux troupeaux de moutons, de boucs, de bœufs et quelques jeunes chameaux sont dirigés sur l'emplacement des tentes à Mouna, et livrés aux pèlerins acheteurs.

« Aussitôt les sacrifices commencent, et le sang coule à torrents.

« Qu'on ne se figure pas qu'il y ait des abattoirs organisés, ou que ces immenses tueries se fassent bien loin des habitations. Il n'en est rien. A peine voit-on quelques fossés creusés çà et là, sans ordre, au milieu même des tentes. Les pèlerins saisissent leurs victimes, et les égorgent au bord de ces trous informes.

« Quelques soldats turcs sont bien là ; mais leur rôle est tout autre qu'on ne le supposerait. Dès qu'une victime est immolée, ils s'empressent de réclamer sa peau, sans doute pour le compte de leur gouvernement ; laissant sans s'inquiéter, exposée aux rayons d'un soleil de feu, la victime qu'ils viennent de faire écorcher avec tant de précipitation.

« Aussi, dans l'espace de quelques heures, tout

est couvert de résidus : intestins, pieds, têtes, etc. ;
et l'on circule dans un véritable charnier, au milieu de véritables mares de sang.

« Étant allé au pavillon de la Santé pour faire
observer au directeur la malpropreté de l'endroit
où était piquée ma tente, je fus tout surpris de
voir tout autour de ce même pavillon nouvellement
construit, et portant en belles et grosses lettres
sur le frontispice : « Pavillon de la Santé », de
gros tas d'ordures de toute sorte ainsi que des vis-
cères déjà en voie de décomposition.

« Inutile d'ajouter que je rebroussai chemin
sans rien dire, faisant mille réflexions sur l'in-
curie et l'insouciance du service sanitaire turc.

« Au deuxième jour de Mouna, dès le matin, une
odeur suffocante, putride, se faisait déjà sentir, et
indiquait suffisamment que tous les détritus animaux et autres, accumulés en cet endroit depuis
près de vingt-quatre heures et exposés en plein
air, avaient déjà subi la décomposition et em-
poisonné l'atmosphère.

« Aussi, contrairement aux années précédentes,

beaucoup de tentes sont aussitôt pliées, et bon nombre de pèlerins sur la route de la Mecque, au lieu d'attendre, *comme il est d'usage de le faire, la fin du troisième jour de séjour à Mouna.*

« Voulant voir pour une dernière fois si l'on avait essayé d'enterrer tous ces détritus, je montai sur un âne, et je fis le tour de l'emplacement des tentes. Mais je ne tardai pas à m'apercevoir du contraire. *Non seulement on n'avait rien fait dans ce sens,* mais encore je voyais des malheureux *couchés au milieu de ces immondices infectes, et entourés de toutes parts de chairs en putréfaction.*

« En conséquence, je rentrai à la hâte ; j'ordonnai à mes domestiques de plier notre tente, *et de fuir sans perdre de temps cet endroit devenu désormais inhabitable.*

« CE JOUR-LA, 24 OCTOBRE, LE CHOLÉRA SE DÉCLARA, et fit plusieurs victimes parmi les nègres Takrouris chargés de ramasser et d'enfouir les détritus qu'ils rencontrent dans les fossés dont j'ai parlé plus haut.

« En effet, DANS L'APRÈS-MIDI DE LA MÊME JOURNÉE, *quatre d'entre eux furent atteints par la terrible ma-*

*ladie et périrent tous, quelques heures après, en pré-
sentant tous les symptômes classiques du choléra.* Et
presque au même instant, d'autres cas étaient
annoncés, et se terminaient par la mort de plusieurs soldats turcs. »

Ces quelques lignes, écrites avec la conscience
d'un honnête observateur, corroborent à un tel
point mes assertions, bien que l'auteur ait eu une
intention tout opposée, et l'action de cette infection
putride, dégagée de tout miasme spécifique venu
du dehors, soit récemment, soit antérieurement,
s'y accuse d'une façon tellement nette et tellement instantanée, que je crois inutile d'y ajouter le
moindre commentaire.

L'observation à distance m'avait conduit à nier
le choléra de la Mecque en 1881 ; mais il me
semble qu'en 1882 les mêmes faits dont j'ai
argué ont amené identiquement les mêmes effets ;
or je ne sache pas que, cette année plus que l'an
dernier, la maladie résultant de cette intoxication
se soit déclarée chez d'autres que des pèlerins.

7796-83. — Corbeil. Typ. et stér. Crété.

CORBEIL. — TYP. ET STÉR. CRÉTÉ.

www.ingramcontent.com/pod-product-compliance
Ingram Content Group UK Ltd.
Pitfield, Milton Keynes, MK11 3LW, UK
UKHW021034120726
13693UKWH00005B/2309